孩子认本草

厨房里的小中药

马增斌 主编

中国轻工业出版社

图书在版编目（CIP）数据

孩子认本草 / 马增斌主编 .—北京：中国轻工业出版社，2022.9

ISBN 978-7-5184-3987-4

Ⅰ.①孩… Ⅱ.①马… Ⅲ.①中草药－儿童读物 Ⅳ.① R28-49

中国版本图书馆 CIP 数据核字（2022）第 076751 号

责任编辑：杨 迪　　　责任终审：张乃柬　　整体设计：奥视读乐
策划编辑：张 弘 杨 迪　责任校对：宋绿叶　　责任监印：张京华

出版发行：中国轻工业出版社有限公司（北京东长安街6号，邮编：100740）
印　　刷：北京博海升彩色印刷有限公司
经　　销：各地新华书店
版　　次：2022年9月第1版第1次印刷
开　　本：710×1000　1/16　印张：18
字　　数：500千字
书　　号：ISBN 978-7-5184-3987-4　　定价：158.00元（全5册）
邮购电话：010-65241695
发行电话：010-85119835　传真：85113293
网　　址：http://www.chlip.com.cn
Email：club@chlip.com.cn
如发现图书残缺请与我社邮购联系调换
211241S3X101ZBW

序

　　中医药学凝聚着深邃的哲学智慧和中华民族的健康养生理念及实践经验，是中国古代科学的瑰宝，也是打开中华文明宝库的钥匙。中药学作为祖国传统医学的重要组成部分，也被国人称为中华本草，它历史悠久，自神农尝本草以作《神农本草经》，往后历代医家呕心沥血实践总结升华至今，华夏本草专著已收录近万种中药材。中华本草是大自然的恩赐，更是历史长河中炎黄子孙防病治病的智慧结晶。药为医用，医为药存，医药结合，共同发展的中医药几千年来经久不衰，为中华民族的繁衍昌盛做出了卓越的贡献，至今它与现代医学共同承担着中国民众的医疗卫生保健任务，并发挥着不可替代的重要作用，也为优秀的中华文化增添了光辉。

　　三年来，在新冠肺炎疫情的防控中，中医药全程深度参与，与西医药一起形成了具有中国特色的九版诊疗方案，成功推出"三方三药"等一批有效中药，为疫情防控提供了行之有效的"中国处方"，同时，中医药积极参与全球抗疫，被多个国家借鉴和使用，成为疫情防控中国方案的一大亮点。广大中医药人也用实际行动经受住了严峻考验，彰显了中医药在中国医疗卫生体系中的独特优势和价值。在疫情常态化防控的大背景下，中医药也必将在构建人类卫生健康共同体中发挥积极作用。

为了推动中医药在新时代健康发展，加强中医药科普教育，使民众了解中医药，全面认识中医药，正确使用中医药是一项重要的工作，也是一项系统工程，需要全社会的重视与支持，更需要有更多的中医药专业人员的参与。《孩子认本草》系列丛书是马增斌医师的新作。马增斌医师本硕毕业于北京中医药大学针灸专业，现就读上海中医药大学骨伤在职医学临床博士，目前任北京医院中医副主任医师，从事中医临床工作十余年，擅长以针灸手法治疗过敏性鼻炎、失眠、面瘫、颈肩腰腿痛及各类软组织损伤等；以经方为主，针药配合或单纯中药治疗内科、妇科杂病等。同时马增斌医师积极开展中医药宣传推广工作，多次参加北京广播电台中医中药科普知识普及直播活动，最近又利用业余时间编撰这部新作，我认为，这是传播中医药文化，讲好中医药故事，促使中医药文化与现代社会生产生活结合，转化成人民群众的健康理念和健康生活方式的实际行动。

　　作者认为，中药的科普工作需要中医师参与，我很认同这点。本套书籍体现了两个面向，一是面向需求：中医、中药的科学普及都有很大需求，此书重点介绍了本草在养生保健，防病治病的作用。二是面向未来：作者立足教孩子认本草，为他们了解中医药打

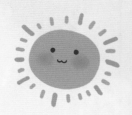

开了一扇窗，也为他们打开中华文明宝库送上一把钥匙，是推进中医药传承发展的有益工作。本书科学性与趣味性结合，图文并茂，语言生动，娓娓道来本草的来源、作用与日常生活的应用，巧妙设计了在草原上、厨房里、花园中等环境中来讲解本草，视角独特，贴近生活，生动有趣又非常专业，是一套中医药文化科普的好读本，值得少年儿童及家长阅读。

相信这套书的问世会对民众尤其是少年儿童感受、认知本草，掌握中医药养生防病知识起到促进作用。

值此书付梓之际，应马增斌医师之约，欣为之序。

北京中医药大学教授
原卫生部副部长
原国家中医药管理局局长

2022 年 4 月

前言

　　小朋友，看到"中药"这个词，也许你会觉得既遥远又陌生。你可能会想到那些不认识的树叶，或是那些闻起来有些奇怪的药汤。然而事实上，中医药是取之于生活、用之于生活的。你脑海中蒙着神秘面纱的中药，其实就在我们身边。

　　每天晚上，一家人围坐在一起吃顿饭，一定是每个人心中最温馨幸福的时刻。小朋友，你知道餐桌上有时也会藏着中药吗？不知道你有没有和爸爸妈妈一起买过菜、做过饭呢？当你走进市场、走进厨房，有没有想过这些日常生活中随处可见的蔬菜、水果、粮食和调味品，有的也是中药呢？

　　快快和爸爸妈妈一起翻开书看一看吧！可爱的小中药们正在热情地邀你走进厨房，迫不及待地向你介绍自己呢！你将会了解到它们从哪里来，如何生长，以及它们的哪些作用能够为你和家人的健康提供有力的保障。

　　其实，厨房里的小中药还有很多很多，本书抛砖引玉，从最常见、最简单的食材讲起，希望能够培养小朋友对身边事物的好奇心，留心观察、多多积累，每一个小朋友都可以成为见多识广的"小中医"。另外，小朋友一定要养成不挑食、不偏食的好习惯，这样才能更加快乐、健康、茁壮地成长哦！

目录
CONTENTS

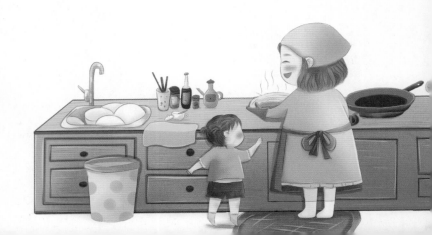

生姜
驱寒止咳

小朋友，你好呀，我是生姜，是做饭时特别常用的调料之一。姜根、百辣云、勾装指、因地辛这些称呼，都是大家对我的爱称。可你知道吗，我也是一味中药呢！我的根茎、皮、叶均可入药，全身上下可都是宝哦！我可以治疗各类呕吐，因此被称为"呕家圣药"。

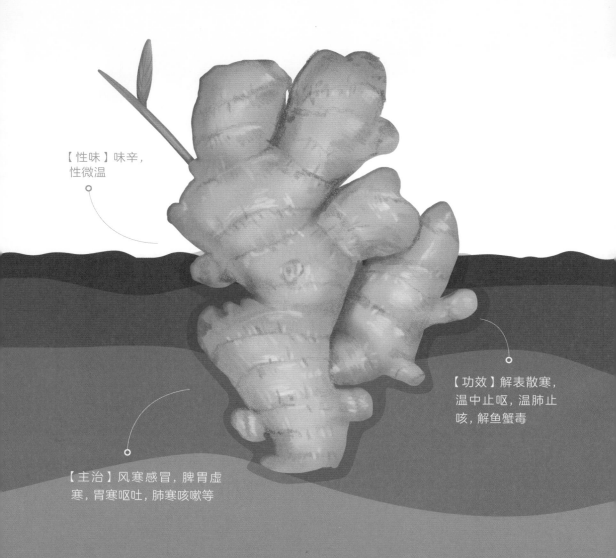

【性味】味辛，性微温

【功效】解表散寒，温中止呕，温肺止咳，解鱼蟹毒

【主治】风寒感冒，脾胃虚寒，胃寒呕吐，肺寒咳嗽等

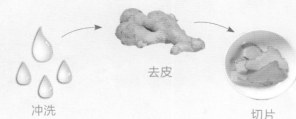

冲洗

去皮

切片

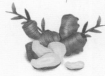

去茎叶、须根

我是这样变成中药的

　　小朋友你知道吗，离开土壤的我，择去茎叶、须根，经过简单的冲洗、去皮、切片，就已经是中药生姜了。中医所讲的老姜，除了前面的步骤之外，还需要经过晾晒或低温干燥。

晾晒或低温
干燥成老姜

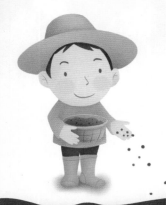

我从这里来

　　作为药食同源的农作物，我来自肥沃疏松的壤土或沙壤土，每年 4 月中旬到 5 月上旬，辛勤的农民伯伯便会将我播种进土地，经过夏季的生长和秋季的成熟，10 月我便可以和大家见面啦，直到 12 月，农民伯伯的采收工作才会结束。

解鱼蟹毒

生姜可以解鱼蟹毒。小朋友，平时吃完鱼、蟹等水产品以后，不妨切一两片生姜，或者再加一些紫苏叶泡水喝，有助于清除毒素，预防腹泻哦。

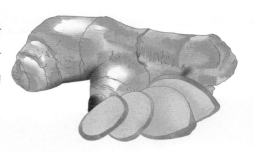

驱寒法宝

日常生活中，一定有不少小朋友在淋雨或着凉后喝过妈妈煮的姜汤，这是因为生姜属于温性药物，可以用来治疗因受寒所致的鼻塞、流涕、头痛、咳嗽等。一碗暖暖的姜汤，不仅是妈妈对你温柔的爱，也是驱寒除病的良方。

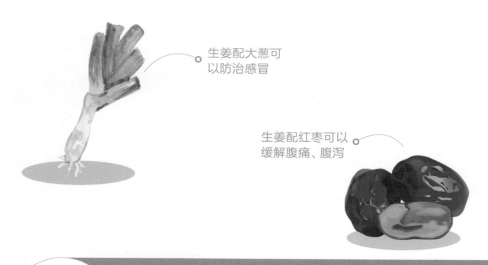

生姜配大葱可以防治感冒

生姜配红枣可以缓解腹痛、腹泻

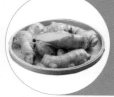

生活中的本草

发芽的生姜虽然不会产生有害物质，但它的纤维会变得很粗糙，营养成分也会大量流失，不建议继续食用。将发芽的生姜种进花盆，观察并记录它的生长变化吧。

冬吃萝卜夏吃姜，不劳医生开药方

如果把人体比作一个房间，萝卜和姜则分别是这个房间中的灭火器和小暖炉。

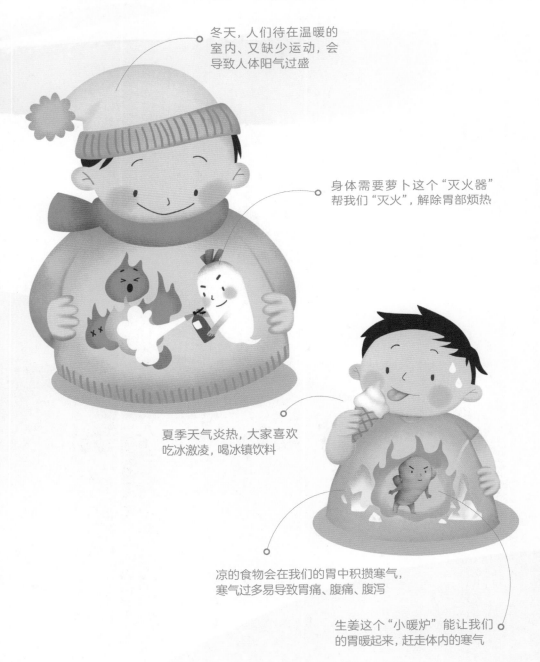

冬天，人们待在温暖的室内、又缺少运动，会导致人体阳气过盛

身体需要萝卜这个"灭火器"帮我们"灭火"，解除胃部烦热

夏季天气炎热，大家喜欢吃冰激凌，喝冰镇饮料

凉的食物会在我们的胃中积攒寒气，寒气过多易导致胃痛、腹痛、腹泻

生姜这个"小暖炉"能让我们的胃暖起来，赶走体内的寒气

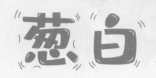

葱白
发汗散寒

刚才你已经认识了生姜,现在轮到我自我介绍了。我来自"葱姜蒜组合"中个子最高、叶子最绿的大葱,呵呵,很好认吧!大葱也是药食同源的植物,根、茎、叶、花、种子全都可以入药,一点都不输给生姜呢。

【性味】味辛,性平

【功效】发汗解表,散寒通阳,解毒散凝

【主治】风寒感冒,头痛,腹痛,二便不通,痢疾

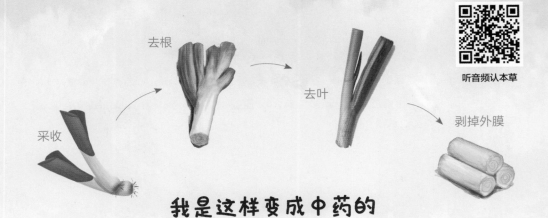

听音频认本草

去根

去叶

剥掉外膜

采收

我是这样变成中药的

通常，大葱经过采收、去根、去叶，再剥掉外膜，就已经成为一味中药啦，中医把这样的我称为"葱白"。但是小朋友们千万不要忘记，大葱的须根和叶都有药用价值哦。

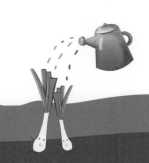

我从这里来

大葱对环境的适应性比较强，在全国各地的菜园里都可以生长，在土壤肥沃、温度在 15~20℃的环境中，会生长得更快、更好。大葱的须根又细又短，因此耐旱不耐涝，如果经常浇水，田地里积水太多又不能及时排出去的话，也会影响大葱的生长。大葱一年四季都可以被播种、采收，所以，你随时都可以在菜市场和超市看到我的身影。

解鱼、肉之毒

　　葱白具有解毒的作用，家里炖鱼、肉，或者包饺子的时候放一些葱白，不但可以去除食物中的腥味，还能够消毒杀菌、消灭寄生虫，让一家人吃得美味又健康。

大葱浑身都是宝

　　除了葱白，葱叶、葱须、葱子也有药用价值。葱叶可以治疗蛇虫咬伤；葱须可以帮助人体通气；葱子可以明目，小朋友们适当吃一些，可以缓解眼睛疲劳，对预防近视有好处哦。

葱白泡水可以
治疗感冒

葱须泡水可以
缓解头痛

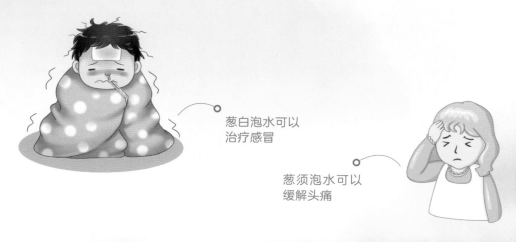

生活中的本草

小葱拌豆腐以其漂亮的颜色、清爽的口感受到很多人的喜爱。但是豆腐中的钙和葱里的草酸结合会形成草酸钙，影响消化吸收，所以这道菜不宜多吃。豆腐和葱的美味做法还有很多，要采用科学的烹饪方法，别让美食影响了我们的健康哦。

吃葱吃白胖

　　去菜市场、超市买葱时，小朋友们估计听爸爸妈妈说过："吃葱吃白胖。"意思是说，买葱时要挑选又白又粗的。

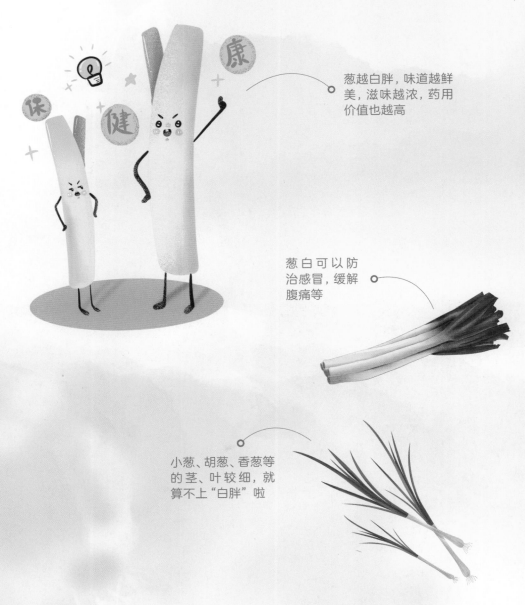

葱越白胖，味道越鲜美，滋味越浓，药用价值也越高

葱白可以防治感冒，缓解腹痛等

小葱、胡葱、香葱等的茎、叶较细，就算不上"白胖"啦

大蒜
灭菌能手

终于轮到我登场了！小朋友你好，我是"葱姜蒜组合"的最后一个成员大蒜，相信你们对我一定不陌生。我不但能为菜肴增香，还具有很高的药用价值，可千万不要因为我个子长得小就小瞧我呀。

【性味】味辛，性温

【功效】温中行滞，散痈肿毒疮，除风邪，杀毒气

【主治】脘腹冷痛，泄泻，百日咳，感冒，蛇虫咬伤，小腿冷痛抽筋等

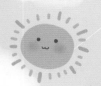

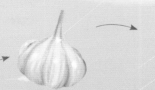

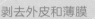

听音频认本草

采收 去根、去沙 剥去外皮和薄膜 洗净、晒干

我是这样变成中药的

我变成中药的过程非常简单：采收之后，去掉须根和泥沙，剥去外皮和薄膜，洗净、晒干之后，我就成为中药了。

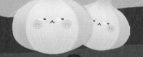

我从这里来

我的故乡在中亚和地中海地区，如今我的足迹已经遍布全球各地，只要是气候温凉的地区，我都可以生长。相比较而言，在沙质土壤中，我的蒜香味会更加浓郁。我喜欢潮湿的环境，最怕干旱，为了保证我的正常生长，农民伯伯会大量浇水；同时我也需要大量肥料。

最适合我生长的温度是 12~25℃，受南北方不同气候的影响，通常，北方会在 3~4 月播种，南方会在 9~10 月播种。

肠胃的守护者

　　我具有很强的排毒清肠功效，可以有效杀灭肠道内的病菌，小朋友们平时可以适当吃一些大蒜，有助于促进消化、增强食欲哦。大蒜做熟后营养价值也不会降低，如果小朋友们不能接受生蒜的刺激味道，可以让爸爸妈妈把我做成熟蒜再吃。

抗菌消炎

　　被蚊虫叮咬后，可以把新鲜的蒜片贴在蚊子包上，这是因为大蒜具有很强的抗菌消炎作用，可以有效杀灭蚊虫留在我们体内的病菌，起到给伤口消毒的作用，让"红疙瘩"尽快消失。

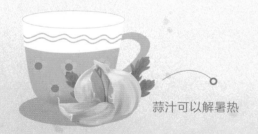

蒜汁可以解暑热

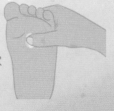

将少许蒜泥涂在涌泉穴附近，擦至脚心发热，可以缓解腿抽筋

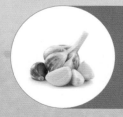

生活中的本草

虽然大蒜对人体有各种各样的益处，但是大蒜吃得过多会对人的肝脏和视力造成一定的破坏。所以吃蒜要适量，不要让大蒜的副作用伤害我们的身体哦。

夏天肚子疼，大蒜能顶用

夏天，针对某些肚子疼的症状，小朋友可以吃一些大蒜帮助缓解哦。

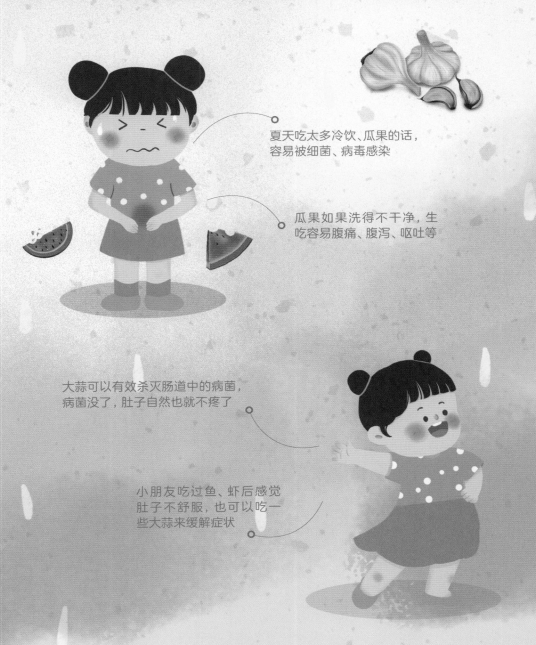

夏天吃太多冷饮、瓜果的话，容易被细菌、病毒感染

瓜果如果洗得不干净，生吃容易腹痛、腹泻、呕吐等

大蒜可以有效杀灭肠道中的病菌，病菌没了，肚子自然也就不疼了

小朋友吃过鱼、虾后感觉肚子不舒服，也可以吃一些大蒜来缓解症状

花椒

驱虫止痒

小朋友你好呀，我已经忍不住要和你见面了。我是花椒，就是你经常在厨房里见到的带有红色硬壳、圆圆的、尝起来麻麻的小颗粒调料。想不到吧，除了能为食物增添丰富的香味，我也是一味用途广泛的中药呢。

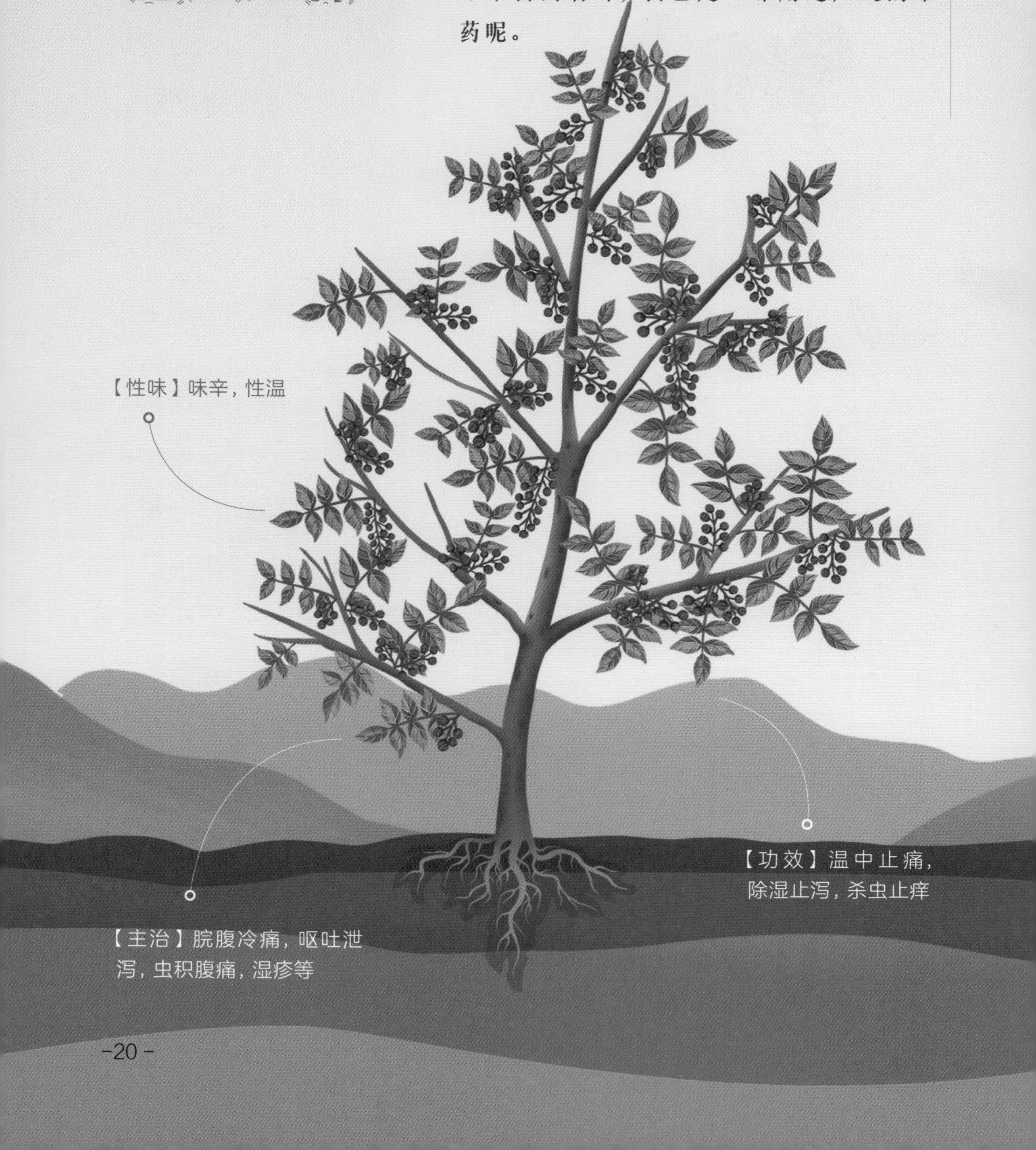

【性味】味辛，性温

【功效】温中止痛，除湿止泻，杀虫止痒

【主治】脘腹冷痛，呕吐泄泻，虫积腹痛，湿疹等

听音频认本草

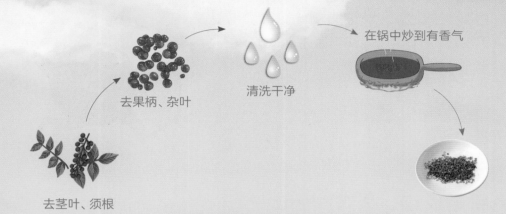

去果柄、杂叶

清洗干净

在锅中炒到有香气

去茎叶、须根

我是这样变成中药的

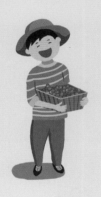

　　我变成中药的过程非常简单，采收之后去掉果柄、杂叶，清洗干净，放到锅中炒到有香气就可以了。作为中药，我的作用可不少呢。

我从这里来

　　我喜欢温暖和阳光充足的生长环境，尤其是在年光照时间 2000 小时以上的地区，我的枝叶会长得更加茂盛，病虫害少，我的果实产量也会更高。

　　我对水分的需求不是很高，只要每年发芽和结果时水分充足，就能保证产量；但一定要保证良好的排水，积水过多也会影响我的生长。

驱虫防虫

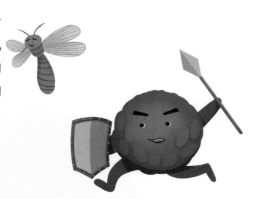

家中长期存放米、面、杂粮等食物，很可能会招来各种虫子，可以放几粒花椒在里面防虫。花椒具有很强的驱虫、杀菌作用，能保护家中存放的米、面、杂粮等不被虫子咬坏。

缓解腹痛、腹泻、呕吐

小朋友有时会因为着凉而拉肚子，这是因为受凉之后人的肠胃功能比较弱，容易被病菌感染。而花椒可以祛除人体内的寒气，还具有杀菌的作用，在温暖肠胃的同时消灭让你拉肚子的病菌。

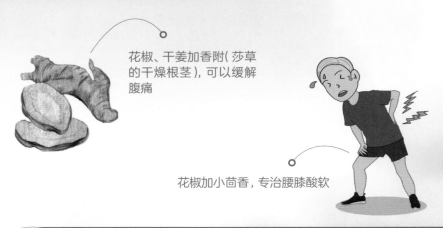

花椒、干姜加香附（莎草的干燥根茎），可以缓解腹痛

花椒加小茴香，专治腰膝酸软

生活中的本草

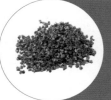

夏天的蚊虫叮咬让人感到头疼，小朋友们可以做一个花椒小香囊来驱蚊。选一块自己喜欢的布，让爸爸妈妈帮忙缝成一个小口袋，将适量花椒粒装进去，用绳子系紧袋口，一个简单的小香囊就做好了。小朋友如果自己缝制，一定要注意安全，不要扎伤手哦。

提高抵抗力

　　人的脚底分布着许多穴位，用花椒水泡脚可以消除疲劳，同时增强人体对流感病毒和其他传染病的免疫能力。

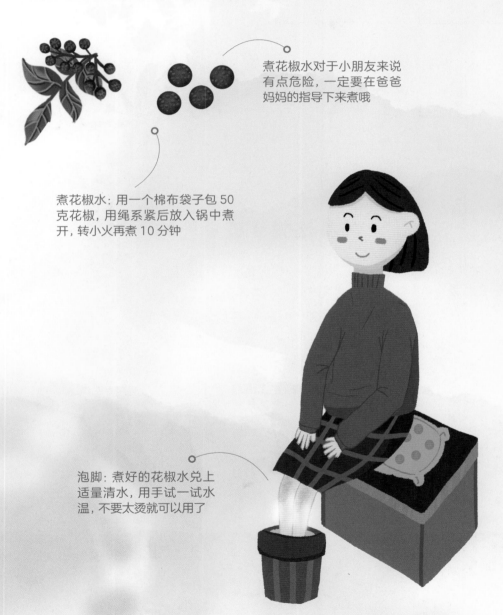

煮花椒水对于小朋友来说有点危险，一定要在爸爸妈妈的指导下来煮哦

煮花椒水：用一个棉布袋子包 50 克花椒，用绳系紧后放入锅中煮开，转小火再煮 10 分钟

泡脚：煮好的花椒水兑上适量清水，用手试一试水温，不要太烫就可以用了

玉米
除湿养胃

你好呀，我是玉米，相信大多数小朋友都很喜欢我饱满的颗粒和香甜的味道。不过你可能想不到吧，我也是"厨房小中药"中的一员呢。

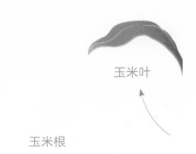
玉米叶

玉米须

玉米根
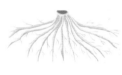

玉米粒

我是这样变成中药的

我变成中药的过程比较简单，采收后经过晾晒就可以了。我的根叶、须、种子都可以入药，不同的部位对人体起到的作用也不同，小朋友和爸爸妈妈可以根据实际需要选择使用我的哪一部分。

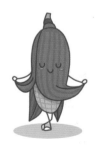

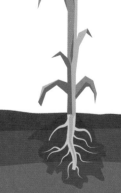

我从这里来

　　我的家在美洲地区，大约从明代开始在中国安家落户。苞谷、玉茭子、玉蜀黍、珍珠米等都是大家对我的称呼。我的环境适应性极强，干旱、寒冷、土地贫瘠等条件我都能够克服。通常，每年3月农民伯伯就将我种在田里了。我最喜欢有机质含量丰富、土质疏松的沙壤土，但是我仍然需要充足的水分来保证生长。当然，也要做好防虫害工作，这样我才能长得更加旺盛。

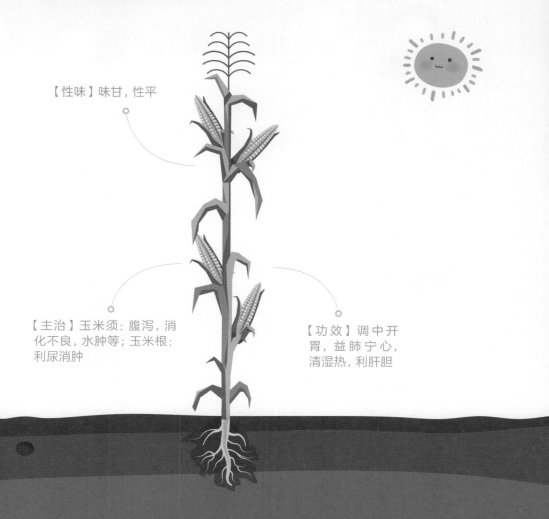

【性味】味甘，性平

【主治】玉米须：腹泻，消化不良，水肿等；玉米根：利尿消肿

【功效】调中开胃，益肺宁心，清湿热，利肝胆

保护血管

玉米中含有大量的不饱和脂肪酸、维生素、矿物质等，可以有效保护我们的血管，平时可以建议爸爸妈妈或者爷爷奶奶多吃一些玉米哦。

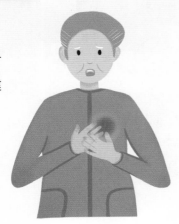

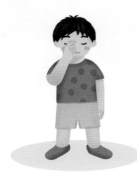

保护视力

玉米中所含的多种维生素对保护视力有很多好处，多吃玉米可以护眼、养眼哦，小朋友不要忽视了餐桌上的这道护眼美食呀。

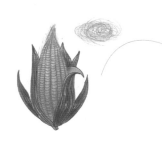

玉米须茶可以降血糖

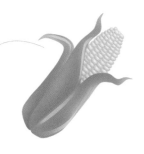

玉米皮煮水，可以利水消肿

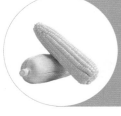

生活中的本草

玉米的发源地在墨西哥及中美洲，考古学家发现，早在 1 万年前，墨西哥就已经出现野生玉米，玉米崇拜成为墨西哥的一种特殊文化现象。据说在墨西哥，除了我们常见的白色和黄色的玉米，还有深蓝色、墨绿色、紫色等颜色的玉米，是当地特色。

一根玉米须，堪称二两金

在民间，玉米须又被称为"龙须"，可见人们对玉米须的喜爱。将带须的玉米煮熟后，留下的汤汁就是"龙须茶"，大家不妨尝尝看哦。

玉米须具有消水肿、抗过敏等功效，民间有"一根玉米须，堪称二两金"的说法

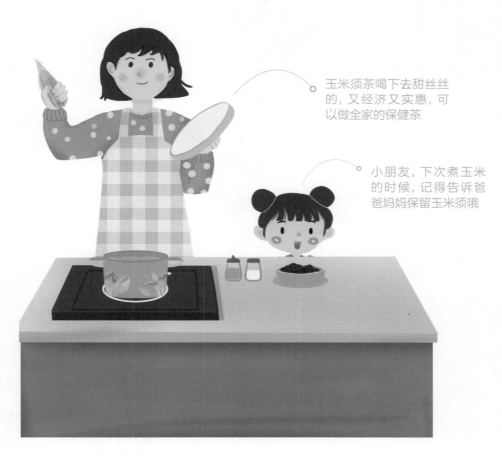

玉米须茶喝下去甜丝丝的，又经济又实惠，可以做全家的保健茶

小朋友，下次煮玉米的时候，记得告诉爸爸妈妈保留玉米须哦

薏米

健脾利湿

小朋友你好，我是薏米。没错，我就是红豆薏米粥中的一种重要配料。作为一种天然、健康的粗粮，我受到了越来越多人的喜爱。我常被人称为薏苡仁、苡米、苡仁、草珠子等。

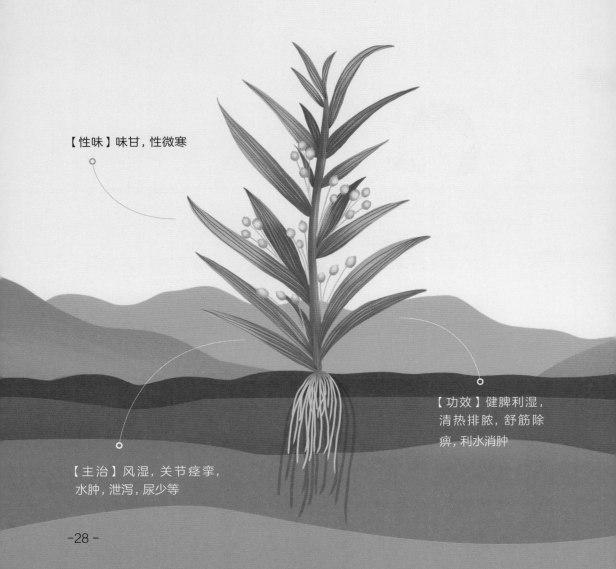

【性味】味甘，性微寒

【功效】健脾利湿，清热排脓，舒筋除痹，利水消肿

【主治】风湿，关节痉挛，水肿，泄泻，尿少等

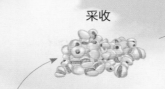

采收

晾晒

听音频认本草

种植

我是这样变成中药的

采收过后的我经过晾晒就可以作为中药出现了，根据不同的需要加工，我又可分为生薏仁、炒薏仁和麸炒薏仁。

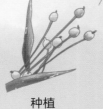

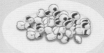

我从这里来

我喜欢生长在温暖潮湿的路边地、池边地和山谷溪沟等，向阳、土壤肥沃的低洼涝地是农民伯伯种植我的首选位置。在特别干旱的地方，我的生长状态会受到严重影响。

每年 5 月份左右，农民伯伯就开始播种我了，经过一个夏季的生长，10 月份就可以采收了。

功效多样

生薏仁偏于利湿，炒薏仁偏于健脾。生薏仁可以用来利湿止痛，但药性偏凉，不适合长期使用。

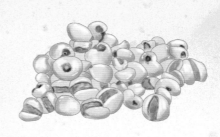

将生薏仁炒至表面微微发黄，晾干后就是炒薏仁。炒薏仁有助于缓解脾虚湿困所致头晕，四肢酸软等。

麸炒薏仁是将生薏仁和麦麸混在一起炒制成的，适合因脾虚经常闹肚子、饭量小、腹胀的人使用。

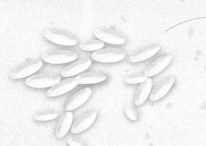

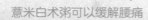
薏米糯米粥可以增进食欲

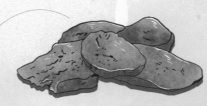
薏米白术粥可以缓解腰痛

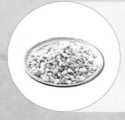

生活中的本草

野生薏米也叫草珠子，营养价值没有薏米高，但是外皮坚硬、光滑、漂亮，手工艺者常用草珠子串成门帘，耐用又美观，风吹帘动，发出清脆悦耳的声响。小朋友也可以在爸爸妈妈的帮助下，用草珠子做些小工艺品。

巧煮赤小豆薏米粥

小朋友们，在家煮赤小豆薏米粥有 3 个窍门，可以让家人吃得更科学、更健康。

赤小豆颗粒细长，购买时可以提醒爸爸妈妈买长粒的赤小豆哦

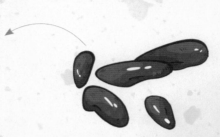

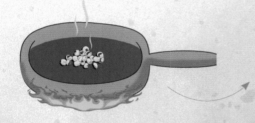

煮粥前，可以先把薏米炒一下，这样更适合家人吃

赤小豆和薏米都很难煮烂，煮粥前可以先用热水浸泡 1 小时，这样煮出来的粥更香浓软糯，营养也更易吸收

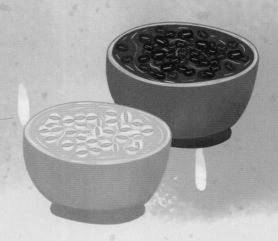

赤小豆
消肿排毒

嗨，小朋友，我是薏米的好搭档赤小豆。虽然在日常生活中我也被称为赤豆、红豆、红小豆，但是我和真正的红豆是有区别的。我颗粒细长、较扁，颜色鲜艳，小朋友千万不要把我和红豆搞混了呀！

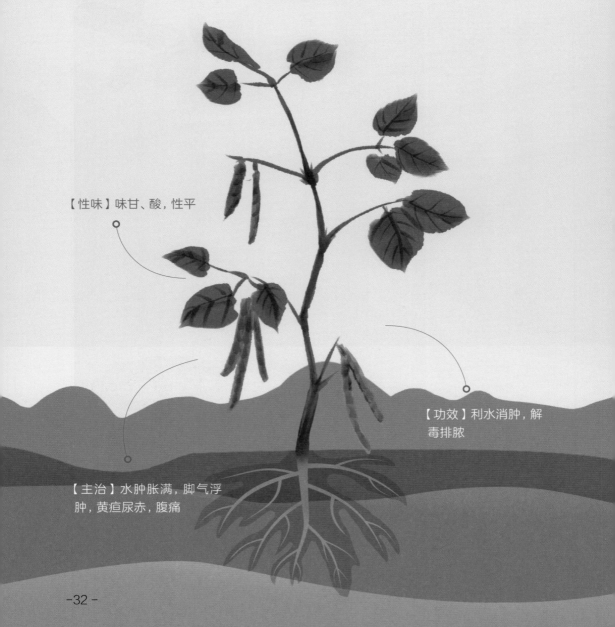

【性味】味甘、酸，性平

【功效】利水消肿，解毒排脓

【主治】水肿胀满，脚气浮肿，黄疸尿赤，腹痛

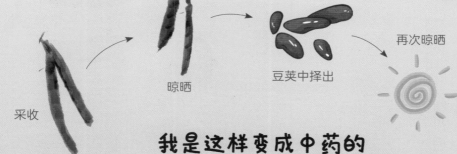

采收

晾晒

豆荚中择出

再次晾晒

我是这样变成中药的

采收结束后，我就要连带着豆荚一起被铺在开阔的空地上晾晒了，待豆荚变干，农民伯伯将我从豆荚中分离出来，去掉杂质，再次晾晒，我就可以作为粮食和中药，出现在市场中了。

我从这里来

我喜欢生长在温暖、光照充足、排水和透气性好的地方。每年 4~5 月，农民伯伯就可以开始播种工作了。我在生长过程中需要大量的水和肥料，经过农民伯伯一个夏天的精心照顾，颗粒饱满、红润的我已经迫不及待地要和大家见面了，等到 9 月中旬，我就可以被采收了。

治疗水肿

赤小豆能够利水消肿，有效缓解腿部肿胀，减轻不适。如果爸爸妈妈存在腿脚发肿的情况，可以建议他们平常多吃一些赤小豆哦。

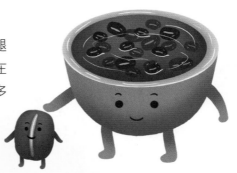

清热止渴

赤小豆还具有清热止渴的功效。夏天天气燥热，我们常会感到口渴，这时可以让爸爸妈妈熬一些清甜爽口的赤小豆汤，既可以解渴，又能清热解毒，适合全家人在夏天一起食用。

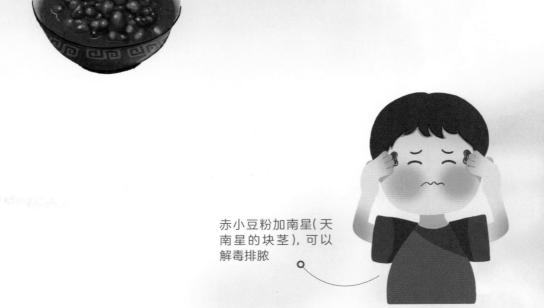

赤小豆红枣粥可以降血压

赤小豆粉加南星(天南星的块茎)，可以解毒排脓

赤小豆巧保存

家里储存粮食的地方如果比较潮湿，赤小豆很容易发霉或生虫，小朋友和爸爸妈妈不妨试试下面的方法。

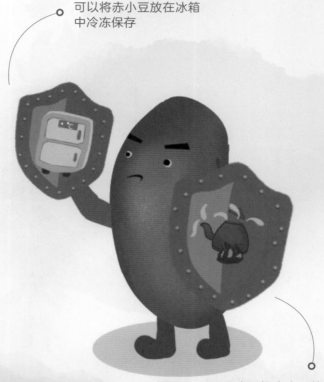

可以将赤小豆放在冰箱中冷冻保存

也可把赤小豆放在开水中浸泡 10 分钟，捞出晒干后存放在缸中

生活中的本草

小朋友应该背过王维的《相思》吧，诗句中用红豆表达思念之情。很多人误以为诗中的红豆就是赤小豆，其实，诗中的"红豆"是一种名为"相思子"的豆子，虽然和赤小豆一样有着扁长的外形，但颜色一半黑一半红，且有一定的毒性，千万不能误食。小朋友一定不要弄混了呀。

绿豆
清热解毒

小朋友你好，我是绿豆，相信你对我并不陌生吧。因为颗粒小以及青绿色的外皮，我也被称为青小豆。绿豆汤、绿豆饭、绿豆雪糕、绿豆沙、绿豆凉粉，总能在夏日给你带来一丝清凉。另外，我也是厨房小中药的一员哦，快来看看我的具体功效吧。

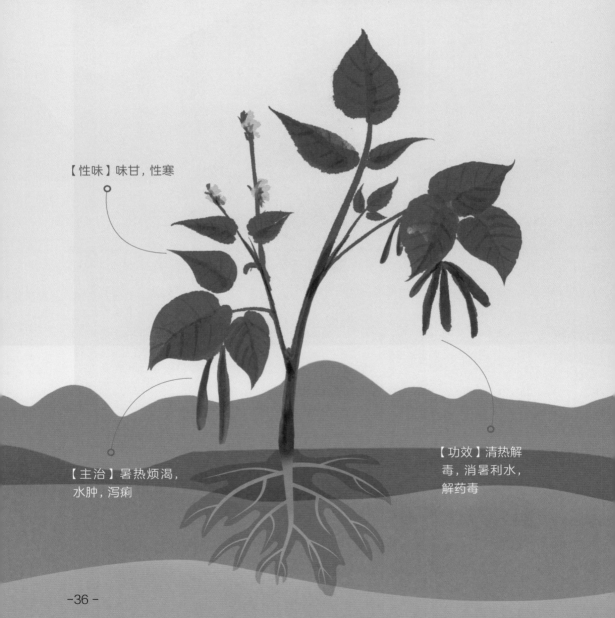

【性味】味甘，性寒

【主治】暑热烦渴，水肿，泻痢

【功效】清热解毒，消暑利水，解药毒

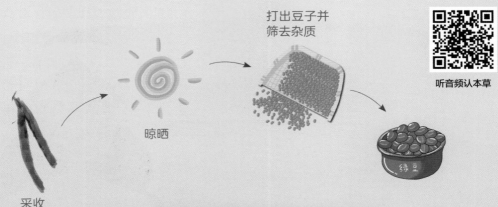

打出豆子并
筛去杂质

晾晒

采收

听音频认本草

我是这样变成中药的

立秋之后，我就可以被采收了。到那时，农民伯伯会将整株豆荚从土地里拔出来，把豆荚晾晒干，打出豆子并筛去杂质，这样，我就变成了你最熟悉的样子，是颜色鲜艳、颗粒圆润的绿豆了。

我从这里来

我起源于印度、缅甸地区，来到中国已经有 2000 多年了。我喜欢生活在温暖、光照充足的环境中，每年 4~7 月均可播种，当然，春天播种不要太早，早春温度偏低会影响我的生长。夏季高温多雨，我的长势会明显变好。

保护皮肤

绿豆中的物质具有清洁、养护皮肤的功效，能够使人的皮肤容光焕发。此外，绿豆中还含有能够预防色斑的营养成分哦。

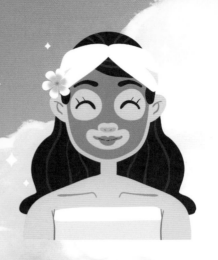

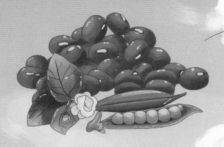

喝双豆(绿豆、红豆)汤可以辅助治疗风疹

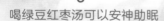
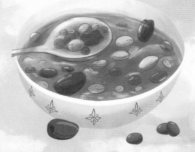

喝绿豆红枣汤可以安神助眠

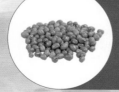

生活中的本草

小朋友可以和爸爸妈妈一起试着在家里发绿豆芽。准备一个底部打孔的塑料瓶，把绿豆洗净后用水浸泡 20 小时；将一块吸水性好的布放进瓶中，把绿豆撒到布上，每天早晚各淋水 1 次，直到绿豆芽长到你想要的高度，就可以享用自己的劳动成果啦。

绿豆的巧妙吃法

绿豆自古以来就是广受欢迎的食物，巧手的中国人可以用绿豆做出各种花样的美食。

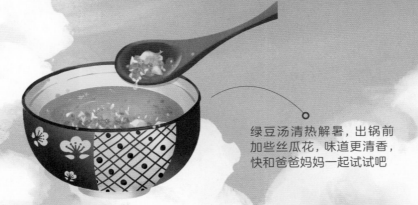

绿豆不容易煮熟，煮前可以先炒 10 分钟

绿豆汤清热解暑，出锅前加些丝瓜花，味道更清香，快和爸爸妈妈一起试试吧

把 1 个鸡蛋打入绿豆汤中煮沸，每天早晚各 1 碗，连喝 3 天，可以缓解口疮

胡萝卜
开胃明目

小朋友你好，我是胡萝卜，我尝起来脆脆甜甜，口感很好。我也常被人们称为丁香萝卜、金笋、红芦菔等。我营养丰富，药用价值也很高，在逛菜市场的时候一定不要错过我呀。

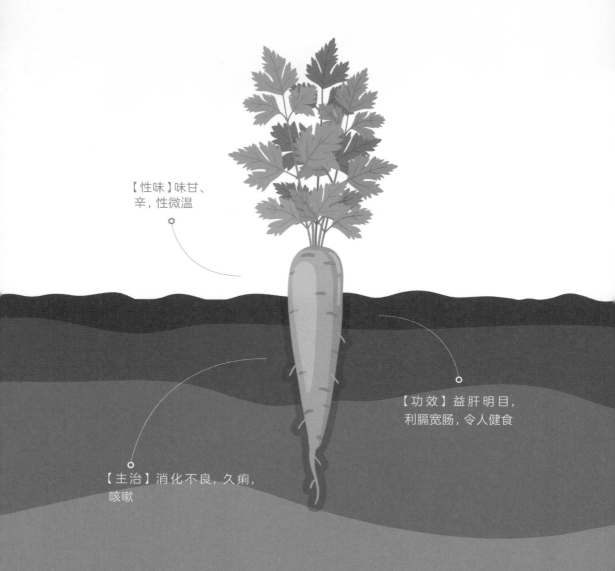

【性味】味甘、辛，性微温

【功效】益肝明目，利膈宽肠，令人健食

【主治】消化不良，久痢，咳嗽

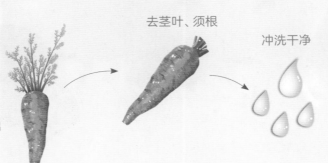

去茎叶、须根

冲洗干净

听音频认本草

从土壤中拔出

我是这样变成中药的

　　农民伯伯将我从土壤里拔出后，去掉茎叶、须根，冲洗干净，我就可以进入市场了。我能在不知不觉中帮你补充成长所需的营养，小朋友记得多吃一些呀。

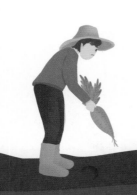

我从这里来

　　我的故乡在亚洲西部，几经辗转，大约在 12 世纪时来到中国。我喜欢偏凉的气候，不耐高温，20~25℃的温度是最适合我生根发芽的。通常，农民伯伯会把我种在疏松、肥沃的沙质土中，这样我会长得更好。每年 2 月播种，5~7 月可以收获；7 月播种，11~12 月可以收获。

保护视力

　　小朋友估计听爸爸妈妈说过:"多吃点胡萝卜,对眼睛好。"这是因为胡萝卜中含有的胡萝卜素,能够在我们体内转化成维生素 A,这是一种对眼睛很有好处的营养物质,可以帮助我们保护视力,让眼睛变得更加明亮。

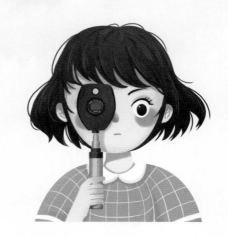

增强免疫力

　　胡萝卜中的胡萝卜素在体内可转变成维生素 A,有助于增强机体的免疫功能。多吃胡萝卜身体会棒棒的。

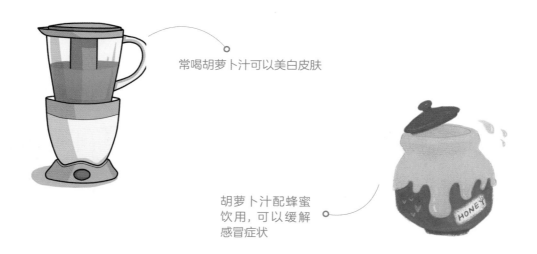

常喝胡萝卜汁可以美白皮肤

胡萝卜汁配蜂蜜
饮用,可以缓解
感冒症状

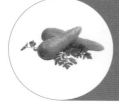

生活中的本草

烹饪胡萝卜前,爸爸妈妈会把胡萝卜的叶子切掉。这时我们可以在一个瓶子中接一些水,把切掉的部分泡在水里,过不了几天,就可以看到嫩绿的新叶长出来了。

胡萝卜汁的妙用

胡萝卜汁不但可以保护视力、美容养颜等，还有许多有趣又实用的妙用方法。

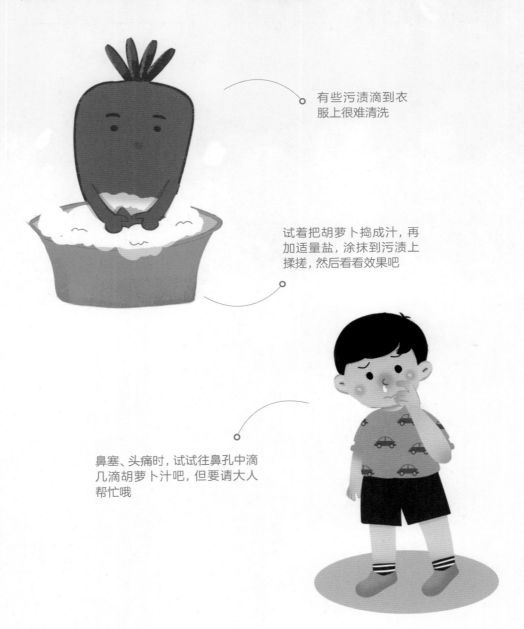

有些污渍滴到衣服上很难清洗

试着把胡萝卜捣成汁，再加适量盐，涂抹到污渍上揉搓，然后看看效果吧

鼻塞、头痛时，试试往鼻孔中滴几滴胡萝卜汁吧，但要请大人帮忙哦

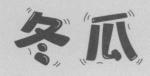

冬瓜
解暑消肿

小朋友，我是冬瓜，如果你经常和爸爸妈妈一起去买菜，一定见过我吧。我外形圆滚滚的，成熟时，绿色的外皮上会挂上一层白色粉末，就像冬天的霜一样，因此被称为冬瓜。

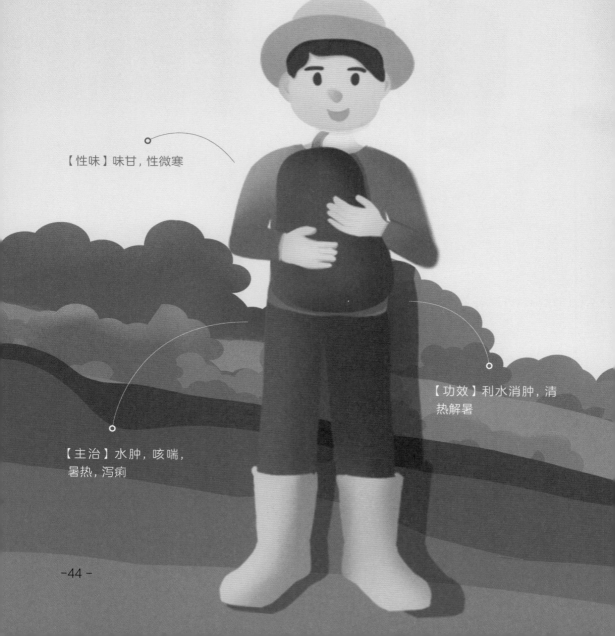

【性味】味甘，性微寒

【功效】利水消肿，清热解暑

【主治】水肿，咳喘，暑热，泻痢

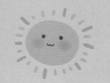

听音频认本草

剪断瓜藤

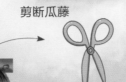

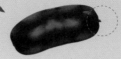

留 3 厘米左右瓜柄

结果

浇水

施肥

我是这样变成中药的

通常，为了延长保存时间，农民伯伯在我长到九成熟时就开始准备采收了，采收前一星期内最好不要给我浇水、施肥。农民伯伯会选择在凉爽的早上采收，他们用剪刀剪断瓜藤，为了有利于保存，还会留下 3 厘米左右的瓜柄，确保在把我运输到市场时不被病菌入侵。

我从这里来

我在每年 12 月至次年 3 月或 7~9 月均可以被播种。我对土壤的要求不高，日照时间短、温度低有利于我发芽、分枝，但是在果实生长期，我需要充足的阳光和温暖的气候，长期的阴雨天气会导致我落花，20℃以下的温度就不利于我的果实生长了。

消除水肿

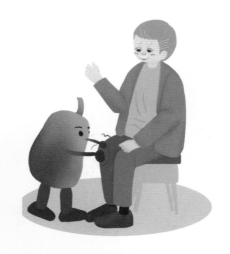

　　小朋友，冬瓜具有很好的利水消肿作用，如果你的爸爸妈妈小腿发肿，可以让他们做些冬瓜汤、炒冬瓜来吃，能够有效消除水肿，让身体更健康哦。

清热解暑

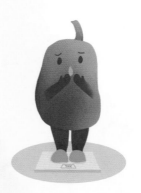

　　冬瓜具有很好的清热生津的功效，在夏季尤为明显，可以帮助解暑除烦。

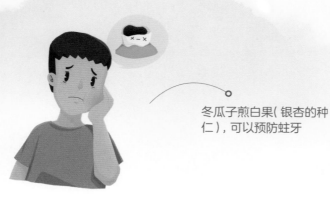

冬瓜子煎白果（银杏的种仁），可以预防蛀牙

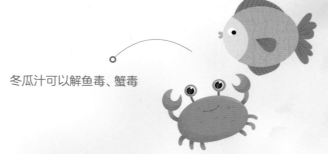

冬瓜汁可以解鱼毒、蟹毒

冬瓜皮、瓤的妙用

　　除了将冬瓜果肉、冬瓜子做成各种美食之外，人们还发现了冬瓜皮和冬瓜瓤的许多妙用，一起看看吧。

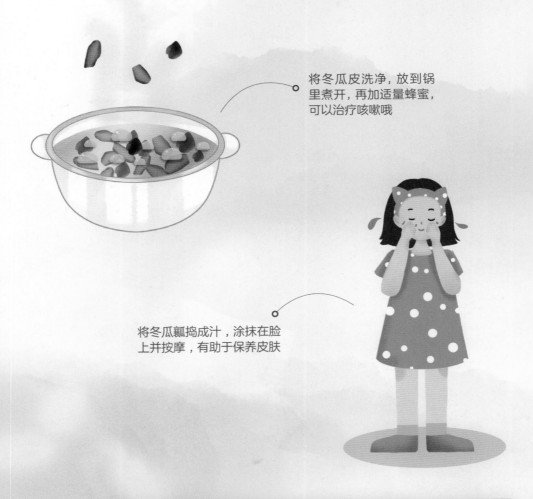

将冬瓜皮洗净，放到锅里煮开，再加适量蜂蜜，可以治疗咳嗽哦

将冬瓜瓤捣成汁，涂抹在脸上并按摩，有助于保养皮肤

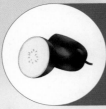

生活中的本草

冬瓜子是一种非常受欢迎的干果，小朋友可以和爸爸妈妈在家自己动手炒冬瓜子。将冬瓜子洗净、晾干，放到铁锅中用小火慢炒，炒至表皮微微发黄，放凉后就可以吃了。要注意安全，千万不要烫伤哦。

莲藕
凉血补血

我是莲藕，是莲科植物的根茎。荷叶、荷花之所以那么漂亮，是因为我在水下吸收养分，让它们茂盛生长。我不但是营养丰富的蔬菜，更是一种用途广泛的中药，快来认识一下我吧。

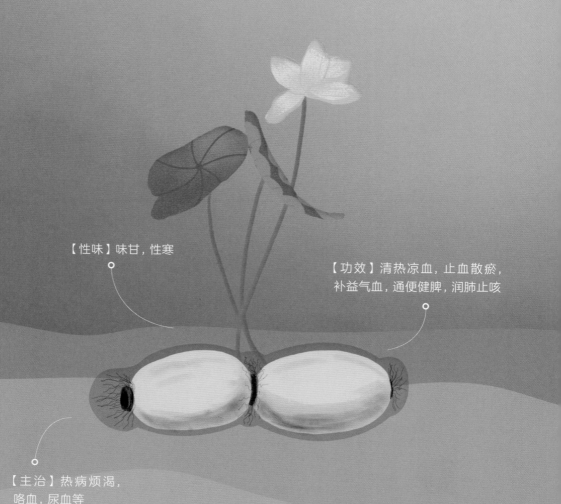

【性味】味甘，性寒

【功效】清热凉血，止血散瘀，补益气血，通便健脾，润肺止咳

【主治】热病烦渴，咯血，尿血等

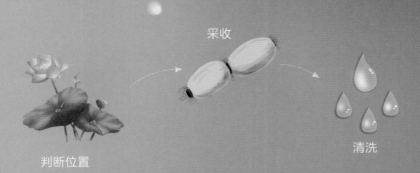

判断位置　　　　　采收　　　　　　清洗

听音频认本草

我是这样变成中药的

通常在 9~10 月，农民伯伯会根据荷叶的生长情况判断我在水下的位置，采收后经过简单的清洗，我就可以来到市场和大家见面了；有的地方会把我加工成藕粉，既可以作为冲调饮品，也可以作为专门的中药使用。

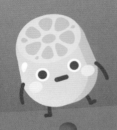

我从这里来

我生活在水底的淤泥中，对温度和养分的要求比较高。温度在 15℃ 以上我才开始发芽，整个生长期水温需要在 21~25℃。我需要生长在养分充足的壤土或黏壤土中，土壤中的有机质含量越多，我长得越好。虽然我在水底，不会直接晒到太阳，但我仍然喜欢阳光充足的生长环境，荷叶、荷花得到充足的光照，我才能长得更好。

养护肠胃

　　莲藕中的营养成分具有消炎的作用，并且能改善肠胃功能、减轻肠胃负担。小朋友，如果你的爸爸妈妈因为工作紧张、饮食不规律等出现肠胃不舒服的情况，可以建议他们喝一些莲藕汤哦。

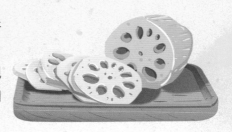

祛痰止咳

　　遇上咳嗽、痰多的情况时，煮些莲藕茶喝，能够有效缓解咳嗽、痰多的症状。

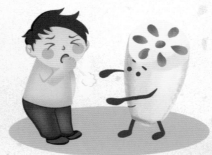

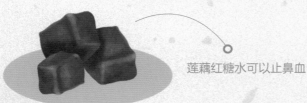

莲藕红糖水可以止鼻血

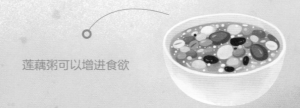

莲藕粥可以增进食欲

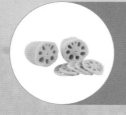

生活中的本草

小朋友，你应该听说过"藕断丝连"这个成语吧，如果你在爸爸妈妈切藕时仔细观察过，就会发现切开的藕片之间会有极细的丝线连接着。其实，这些极细的丝线是莲藕内部传递营养的导管，有这些导管输送营养，莲藕才能生长得更好。

莲藕还能这样吃

莲藕的吃法非常多，吃法不同，功效也不同。

莲藕生姜汁，可以
有效治疗夏季感冒

莲藕茶，可以有效缓解中暑症状

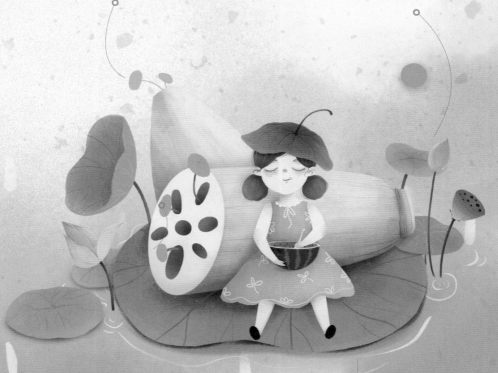

莲藕山楂糕，有助于开
胃止渴

红枣
补血良药

你好呀，我是红枣，小朋友一定对我很熟悉吧。我的味道香甜，可以被做成各种甜点、饮料，也可以作为配菜加入各种菜肴，是家家户户常见的食材之一。关于我的药用价值，你听到最多的应该是"多吃红枣补血"吧。没错，我是补血的良药，不过，我的用处可不止这一点哦。

【性味】味甘，性温

【功效】补血益气，养血安神，健脾和胃，调和药性

【主治】消化不良，气血不足，脾虚食少，乏力便溏，心悸失眠等

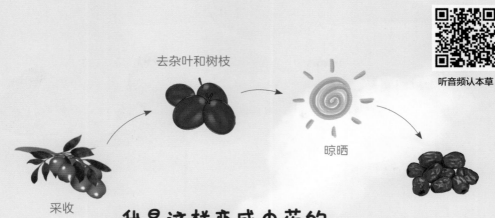

去杂叶和树枝

晾晒

采收

听音频认本草

我是这样变成中药的

　　每年 8~10 月，农民伯伯就可以采收我了。采收过后，他们会挑去杂叶和树枝，将我晾晒干。晒干之后的我既是食材又是中药，被送往全国各地的市场或药铺，然后就等着和大家见面了。

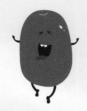

我从这里来

　　我是枣树的果实。枣树喜欢生活在温暖的环境中，也可以经受住高温和严寒的考验。阳光充足的山地、平原、河滩、沙地都是枣树能够生长的地方。枣树在开花、结果期不适应强风，一旦被大风吹过会大量落花、落果。俗话说"旱枣涝梨"，说的是枣树在果实成熟期不需要太多水分，不然会影响果实的质量。

预防贫血

红枣中含有大量维生素和矿物质，其中大量的铁对补血、预防贫血很有好处。正在长身体的小朋友可以多吃一些红枣哦。

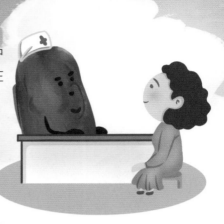

治疗失眠

红枣具有安心养神的作用，晚上睡觉前喝点红枣茶，可以有效改善失眠的情况，不妨让爸爸妈妈试一试。

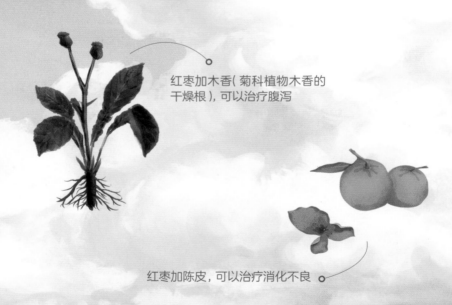

红枣加木香(菊科植物木香的干燥根)，可以治疗腹泻

红枣加陈皮，可以治疗消化不良

生活中的本草

根据考古学家的研究，枣在中国已经存在 8000 年了，早在西周时期，人们就用枣来酿酒。如今，全国各地都有名枣品种，如山东的宁阳大枣、山西的稷山板枣、河北的阜平大枣、新疆的阿克苏红枣、陕西的大荔冬枣等，也说明了中国人对枣的喜爱。

枣树根也能做中药

在民间，不但红枣的吃法、用途多种多样，枣树根也有很多的妙用哦。

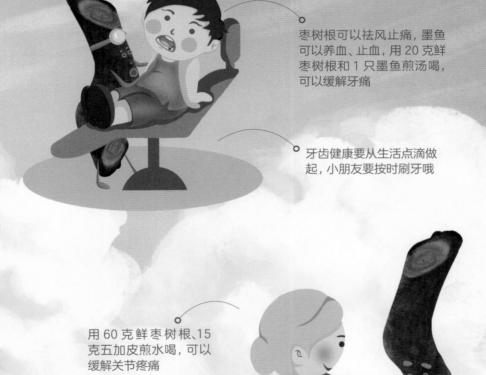

枣树根可以祛风止痛，墨鱼可以养血、止血，用 20 克鲜枣树根和 1 只墨鱼煎汤喝，可以缓解牙痛

牙齿健康要从生活点滴做起，小朋友要按时刷牙哦

用 60 克鲜枣树根、15 克五加皮煎水喝，可以缓解关节疼痛

枸杞子
养肝明目

小朋友你好呀，我是枸杞子，在日常生活中我经常和红枣作为搭档，给大家的健康保驾护航。作为食材和中药，我可以用来泡茶、煮粥、做汤，用途可多着呢。在民间，有些人将我称为"茨"，我生长的园子也因此被称为"茨园"，但是中医还是把我称为枸杞子。

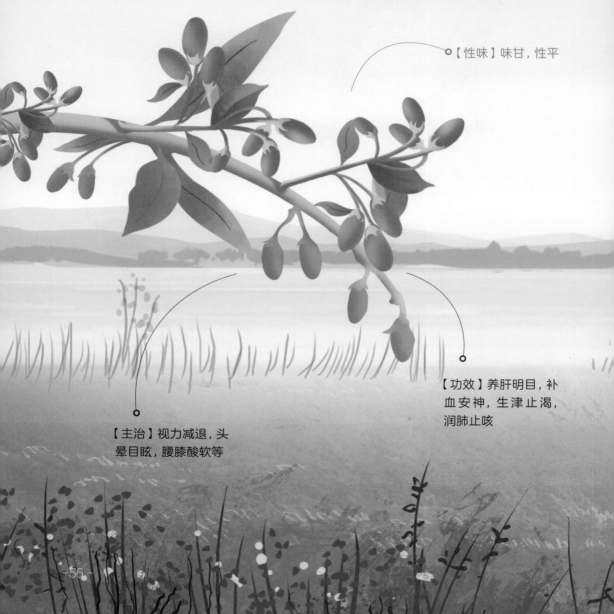

○【性味】味甘，性平

【主治】视力减退，头晕目眩，腰膝酸软等

【功效】养肝明目，补血安神，生津止渴，润肺止咳

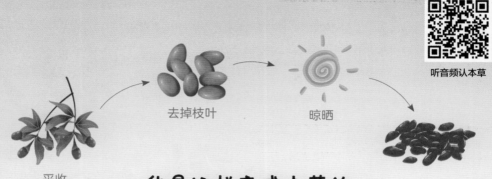

采收

去掉枝叶

晾晒

听音频认本草

我是这样变成中药的

　　我的 3 次果实成熟期分别是每年的 6 月中旬、7 月、10 月，农民伯伯将我采收后，去掉枝叶，晾晒干后，我就可以被送到市场或药店了。有时他们也会将我未经晾晒的鲜果直接送往市场，作为水果出现在大家面前。

我从这里来

　　我是枸杞的果实。枸杞对土地类型的要求不高，只要是土壤肥沃、排水良好的地方枸杞都能生长。枸杞的耐寒能力很强，即使 -25℃条件下，枸杞的树苗也可以越冬。枸杞每年可以结 3 次果，果实颜色鲜红，味道甜美，很多人都非常喜欢。

养肝明目

　　小朋友估计见过长辈用枸杞子泡水喝，这不仅是因为枸杞子味道好，更是因为枸杞子是滋补佳品，具有养肝明目等功效。

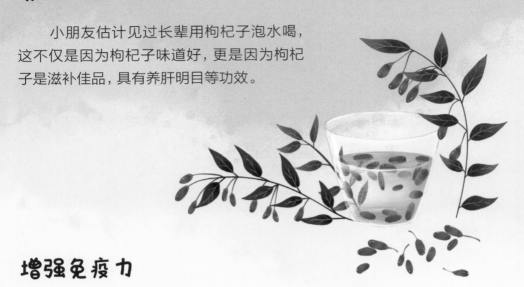

增强免疫力

　　枸杞子中所含的营养物质能够增强人体免疫力，促进细胞新生等，小朋友也可以适当多吃一些哦。

枸杞子茶有助于增强体质

枸杞子可以治疗夜间口干

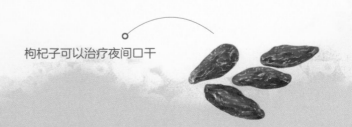

来杯枸杞子茶吧

很多人喜欢用枸杞子泡水喝，如果将它和不同的水果或花草搭配，能起到不同的营养效果哦。

将 15 克枸杞子, 10 克菊花用沸水冲泡，代茶饮用，可以养肝明目、保护视力

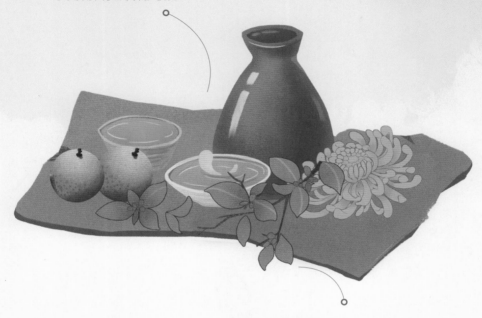

将枸杞子、桂圆肉各 50 克熬煮至无味后滤出，再将汁水熬煮成膏状食用，有助于缓解疲劳，治疗头晕耳鸣等

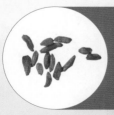

生活中的本草

枸杞子虽然营养丰富，适合全家人食用，但是不宜在感冒、长口疮、嗓子疼或者上火的时候食用，小朋友要记住这一点哦。

茶

清热提神

小朋友你好，我是茶。中国人自古就喜欢喝茶、品茶，历史上也有不少诗人用诗句来赞美我，但你一定想不到我也是一味中药吧。我可以消除疲劳、提神醒脑、帮助消化等，用途多着呢。

我从这里来

我原本生长在中国的西南地区，那里气候温暖湿润，年平均降雨量在 1000 毫米以上，土壤为排水性、透气性好的沙土。通常在雨水充沛、云雾多、空气湿度大、漫射光强的山区，我的产量会更多。

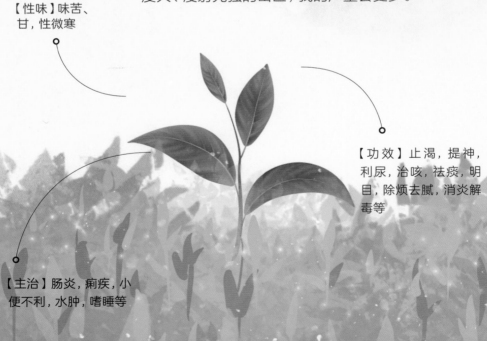

【性味】味苦、甘，性微寒

【功效】止渴，提神，利尿，治咳，祛痰，明目，除烦去腻，消炎解毒等

【主治】肠炎，痢疾，小便不利，水肿，嗜睡等

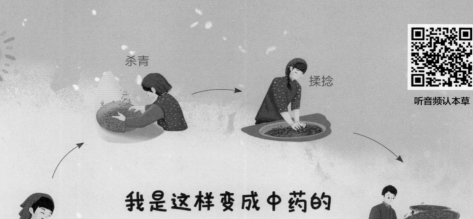

杀青

揉捻

听音频认本草

采茶

我是这样变成中药的

干燥

　　一般情况下，茶农会在春季采茶，通常是在清明节前后 7~10 天内进行。采茶通常是在早上，雨天、风霜天都不能进行。采摘后要经过杀青、揉捻、干燥等多个步骤来制茶，工序非常复杂。但也正是因为这样，我的味道才非常香醇。

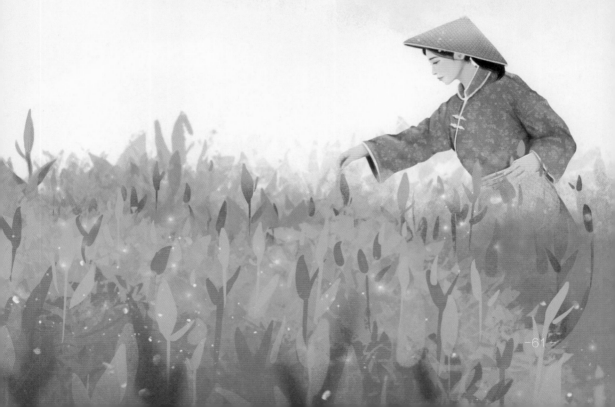

提神醒脑

茶中含有的营养成分有助于提神醒脑，喝茶有助于增强记忆力，提高学习效率。

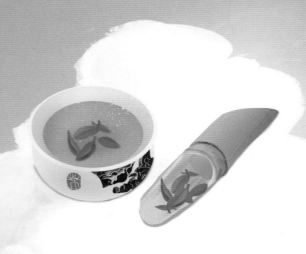

清热排毒

茶能够清热利尿，帮助我们排出体内的毒素，是不错的保健饮品。小朋友，给爸爸妈妈倒一杯茶，来表达你对他们的爱和关心吧。

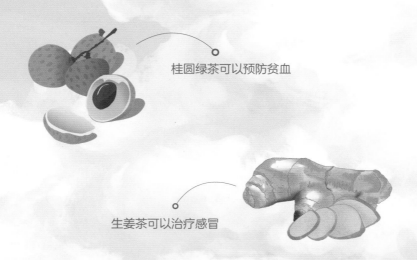

桂圆绿茶可以预防贫血

生姜茶可以治疗感冒

生活中的本草

据说，茶的发现要归功于神农。神农为尝百草，走遍祖国的名山大川，一次在野外烧水喝时，有几片树叶飘进他的锅中，神农尝了尝煮好的水，发现不但止渴还能提神，于是便将这种树叶命名为茶，随后流传至今。

茶渣也有大用处

喝完茶后剩余的茶渣不要扔,也有大用处。

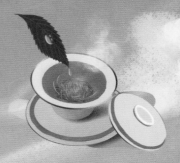

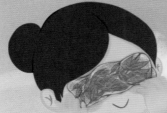

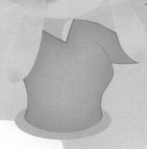

将绿茶茶渣用纱布包起来放进冰箱中冷藏,需要时用来敷眼,可以消除肿眼泡和黑眼圈

清洗锅碗时,在清洁布上倒一些茶渣,锅碗不仅光洁如新,还会留下淡淡的茶香哦

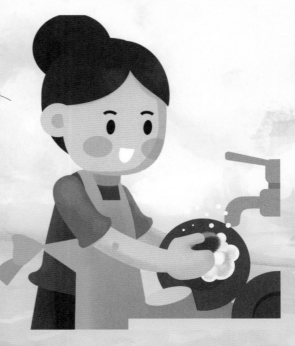

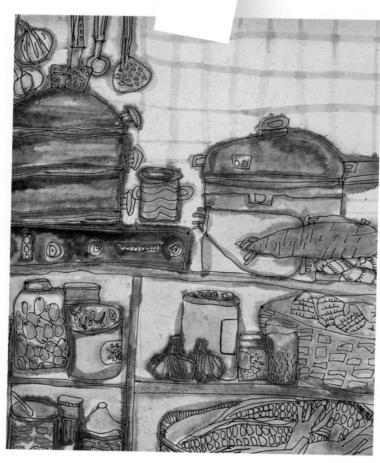

绘画：马千墨（7岁）